d. 130
38.

AF308801

DE L'ÉTIOLOGIE

DES

MALADIES CUTANÉES DES ENFANTS.

DE L'ÉTIOLOGIE

DES

MALADIES CUTANÉES

DES ENFANTS

DISCOURS D'INSTALLATION

LU EN SÉANCE PUBLIQUE

PAR

LE DOCTEUR GAILLETON

Chirurgien en chef de l'Antiquaille

Membre de la Société des Sciences médicales de Lyon

Membre correspondant de la Société médico-

pratique de Paris,

etc., etc.

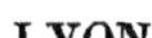

BIBLIOTHÈQUE IMPÉRIALE

LYON

IMPRIMERIE D'AIMÉ VINGTRINIER

RUE DE LA BELLE-CORDIÈRE, 14

1864

DÉPOT LÉGAL
Rhône
N° 308
1864

DE L'ÉTIOLOGIE

DES

MALADIES CUTANÉES DES ENFANTS

MESSIEURS LES ADMINISTRATEURS,

Les améliorations progressives introduites dans nos hôpitaux témoignent de ce sage esprit d'initiatives, de cette sollicitude éclairée pour les malades qui furent dans tous les temps, le caractère traditionnel de l'Administration hospitalière de Lyon.

Les progrès réalisés à l'Antiquaille, la translation du service des femmes dans la maison des Chazeaux; la création d'une crèche destinée aux enfants syphilitiques, le matériel des différents services renouvellé et construit sur des bases scientifiques, méritent d'être cités avec honneur dans la série des réformes accomplies.

Le nombre des lits destinés aux enfants était autrefois très-limité, vous l'avez rendu suffisant pour répondre aux exigences du présent; et les affections cutanées, la syphilis infantile, la scrofule avec ses manifestations multiples trouveront désormais un asile ouvert à leur traitement.

Appelé le premier à l'honneur de diriger ce nouveau service créé pour l'aide major de l'Antiquaille, j'ai pu me convaincre par le nombre des malheureux secourus de la grandeur du bienfait et je remplis un pieux devoir en adressant au Conseil dans cette séance solennelle, les seuls remercîments qu'il ambitionne — ceux du pauvre.

Messieurs,

L'institution du majorat de l'Antiquaille date à peine de quelques années et déjà les travaux spéciaux qu'elle a fait naître ont illustré notre Ecole et conquis au dehors une légitime autorité. Ce n'est pas devant cet auditoire d'élite réuni pour entendre la parole d'un maître éminent que j'exposerai les titres de mes prédécesseurs.

Vous avez depuis longtemps rendu hommage aux travaux du savant qui le premier fit connaître la clinique de l'Antiquaille par ses traités sur les maladies cutanées et syphilitiques.

Aujourd'hui encore pionnier infatigable de la science, il consacre les loisirs de sa retraite à étudier l'histoire des diathêses, ces affections redoutables trop souvent l'écueil de notre thérapeutique (1).

Nous applaudissons tous les jours à cet esprit brillant, ingénieux dont la plume alerte se joue des difficultés et qui nous charme à la fois par la verve du polémiste et le talent de l'écrivain (2).

A une vaste expérience, à un jugement exercé, vous reconnaissez le maître habile qui dans ses publications a préféré le domaine de la pratique aux séductions des théories, et su faire reconnaître son autorité partout ceux qui jugent la valeur des doctrines par leurs résultats thérapeutiques (3).

Comment apprécier dignement les travaux de mon savant prédécesseur placé au premier rang des syphiligraphes modernes par ses recherches sur la contagion des accidents secondaires, la pluralité des maladies vénériennes, le rhumatisme et l'iritis blennorrhagique (4).

Nos applaudissements lui ont prouvé combien nous sommes heureux de ses succès qui honorent à la fois et le savant et l'Ecole qui a l'honneur de le posséder.

(1) M. le docteur Baumès, premier chirurgien en chef de l'Antiquaille, nommé au concours.

(2) M. le docteur Diday.

(3) M. le docteur Rodet.

(4) M. le docteur Rollet.

§ II

La connaissance exacte des causes a toujours fourni à la thérapeutique ses plus sûres indications.

Quelle influence, la découverte des parasites, n'a-t-elle pas exercé sur le traitement d'une classe de maladies jusque-là obscures ou méconnues. L'hygiène en nous révélant toute une série d'affections dues à l'emploi d'agents usités dans l'industrie nous a permis d'instituer la prophylaxie et la thérapeutique des éruptions produites par les composés arsenicaux, cuivreux, par le chromate de potasse, la fuschine, le dévidage des cocons de vers à soie etc.

J'ai donc pensé qu'il serait utile d'exposer aujourd'hui devant vous quelques considérations sur les causes et la nature des affections cutanées les plus communes dans l'enfance, et sur les principes généraux qui m'ont guidé dans leur traitement.

Chez l'enfant, les maladies de la peau empruntent à l'âge, au terrain, aux influences hygiéniques des caractères spéciaux. L'action de certaines diathèses s'accuse très-nettement. Cette étude est intéressante à plus d'un titre, elle nous éclaire sur les indications thérapeutiques, et nous fournit des éléments précieux pour contrôler les doctrines régnantes en pathologie cutanée

Complexe dans sa structure et ses fonctions, la peau, par sa sensibilité nous protége contre les agents du monde extérieur, et par ses sécrétions, élimine de l'organisme les produits désormais inutiles.

Soumis à cette double influence, l'enveloppe cutanée présente des altérations anatomiques et fonctionnelles dont l'origine provient du dehors ou de l'organisme lui-même.

De là, cette grande division des maladies cutanées en affections de cause externe et affections de cause interne, division naturelle admise dès la plus haute antiquité, adoptée par Lorry comme base fondamentale de son grand traité (*De morbis cutaneis*) et que M. Bazin vient aujourd'hui rajeunir dans ses leçons.

Au point de vue de la forme extérieure, les affections cutanées sont sèches ou humides, au moins pendant leur période de développement et d'état.

Elles sont le résultat d'une fluxion ou d'après les Allemands d'un processus pathologique qui produit des taches simples et unies, des élevures papuleuses, des squames, des furfurs ou bien des exsudations s'élevant en forme de vésicules, de pustules, de bulles et donnant lieu à des croûtes plus ou moins épaisses. — D'autrefois, les exsudats accomplissant une autre évolution se réunissent, constituent des masses solides, se substituent aux éléments anatomiques de la région et l'on voit apparaître ces formes graves, longtemps confondues sous le nom de lupus, ulcères malins ou rongeants et dont l'anatomie pathologique attend encore un interprète.

Un nouvel ordre de phénomène apparaît dans les maladies cutanées parasitaires ; le produit végétal ou l'animal parasite révèlent leur présence et leur multiplication par des symptômes spéciaux.

La classification anatomique repose sur ces formes diverses produites par la lésion du tissu cutané. Elle est nécessaire, car sans elle l'étude des maladies de la peau retomberait dans le vague et l'obscurité d'où l'on dégagé les travaux de Plenk et de Willan.

Mais elle est aussi insuffisante à elle seule, et doit s'appuyer sur la classification étiologique.

Le mot d'ecthyma ne m'apprend rien par lui-même, mais si je reconnais dans cette lésion l'action de la cause génératrice (acarus, syphilis, scrofules etc.), j'ai acquis la connaissance complète de la nature de cette affection et trouvé une base thérapeutique.

Avant d'aborder la pathogénie, rappelons que la nature de la cause n'apporte pas de changement notable dans l'aspect extérieur. A part quelques exceptions, cette proposition est de la plus haute importance car trop souvent on a conclu de la ressemblance phénoménale des lésions à l'identité de la cause productrice.

Les formes extérieures anatomiques des affections cutanées varient bien dans leur aspect général, mais elles conservent dans leurs genres respectifs cette ressemblance, base fondamentale de leur classification.

L'impétigo est-il le résultat de l'irritation parasitaire ou de la scrofule etc., la lésion sera toujours une pustule, avec concrétion des produits exsudés. L'érythème par pression, ou par contact de liquides irritants présente toujours une rougeur analogue à l'érythème spontané, de même que l'érysipèle traumatique est identique à l'érysipèle ordinaire.

' La forme n'apporte que quelques modifications, légères, le plus souvent; la cause, au contraire, influe puissamment sur la marche, la gravité, les symptômes consécutifs.

Il y a donc nécessité absolue de faire marcher de front deux classifications :

1° La classification anatomique.

2° La classification étiologique.

Les affections de la peau, au point de vue anatomique se divisent en affections siégeant dans l'épiderme et ses annexes, le derme, les organes glandulaires, follicules sébacés, glandes sudoripares.

Les diverses parties de la peau peuvent être atteintes simultanément et les lésions devenir complexes.

Les altérations subies par la peau se révèlent par des symptômes extérieurs, taches, boutons, squames, tumeurs solides etc., qui forment la base de la classification anatomo-pathologique de Plenk.

Sous le rapport étiologique, nous distinguerons chez l'enfant des affections :

1° De cause interne.

A — Diathésiques (syphilis, scrofules etc.)

B — Cachectiques.

c — Sympathiques.

2° De cause externe.

A — Inflammatoires simples.

B — Parasitaires.

§ III

On observe chez l'enfant la plupart des affections cutanées, mais dans le premier âge dominent les érythèmes, les formes ulcéreuses ; après la dentition au contraire paraissent plus fréquemment les scrofulides, les variétés eczémateuses, impétigineuses, les parasites végétaux.

La richesse du réseau vasculaire de la peau de l'enfant, l'énergie des actes d'assimilation et de désassimilation expliquent la rapidité avec laquelle s'épanchent les produits du sang et des organes glandulaires. La texture délicate du tissu rend compte du soulèvement facile de l'épiderme par la sécrétion séro-purulente qui complique certains exanthèmes.

La tête est le siége de prédilection des éruptions de l'enfance. Le développement précoce des parties supérieures, l'évolution dentaire, la multitude des follicules sébacés et pileux répandus sur le cuir chevelu et alimentés par une active circulation, font de cette région le point principal où aboutissent les divers processus pathologiques.

Dans l'âge adulte, rien de semblable,— on retrouve les affections du cuir chevelu dans des cas exceptionnels, à la suite des fièvres graves, de la syphilis etc. ou bien comme maladie localisée dans le follicule pileux (alopécie, canitie, etc.,) et déterminées par des altérations de structure et de sécrétion encore mal connues.

En dehors de ces conditions, les maladies du cuir chevelu sont peu fréquentes.

Nous diviserons les maladies cutanées de l'enfance en deux périodes, suivant qu'elles atteignent — le nouveau-né — l'enfant, après la première dentition.

Les causes des affections de la peau chez le nouveau-né sont :

1° La syphilis — Nous mentionnerons seulement cette affection dont nous ne voulons pas nous occuper ici.

2° La cachexie infantile (innée ou acquise).

3° L'action des agents irritants.

§ IV

DE LA CACHEXIE INFANTILE.

L'homme, dans le cours de son développement, subit l'influence de la disposition originelle que lui ont transmise ses ascendants. Cette puissance fatale l'accompagne jusqu'aux périodes les plus avancées de l'existence. Aux uns, la santé, la force; aux autres, une constitution débile, les diathèses originelles, telle est la part du destin. Cette force n'est cependant pas sans correctif; un nouvel élément intervient, qui tantôt concourt au même but, tantôt entrave son action. Les agents du monde extérieur réagissent dès la naissance sur l'individu et impriment à l'organisme des modifications profondes.

L'influence des conditions hygiéniques, suspendra les effets d'une faiblesse congéniale, elle pourra au contraire, engendrer la maladie chez un sujet vigoureux; ainsi naissent les diathèses acquises.

Les diathèses originelles ne frappent pas toujours leurs victimes dans les premiers temps de la vie, quelques-unes apparaissent rarement avant l'âge adulte, leur germe éclot tardivement; elles demeurent en puissance. Le cancer, la goutte, le rhumatisme sont l'apanage de l'âge mûr; la scrofule se montre dans le jeune âge, après la dentition, et son action semble disparaître dans la vieillesse; la syphilis, au contraire, se révèle presque immédiatement après la naissance.

Ces affections générales ne sont pas celles qui président le plus ordinairement à la production de la cachexie infantile. Cette cachexie reconnaît pour causes principales, les maladies de la mère pendant la gestation, cet état des parents désigné par l'Ecole de Montpellier sous le nom de faiblesse radicale, la syphilis, etc.

La syphilis ancienne peut être inapte à transmettre le germe vérolique et porter cependant une atteinte profonde à la vitalité du fœtus. Par le fait de son influence pernicieuse, l'enfant est impuissant à vivre, toute affection même légère revêt chez lui un caractère de haute gravité.

Entre ces types extrêmes, et les exemples de simple débilité, la gradation est infinie.

C'est dans ces circonstances que se révèle la puissance de l'allaitement, de l'aération; si les conditions sont défavorables, le dépérissement va marcher à grands pas ; dans les cas contraires, il peut rester stationnaire ou même disparaître.

Au moment de la naissance, le nouveau-né présente exceptionnellement des lésions cutanées. Les bulles de pemphigus, les ulcérations profondes, signes non équivoques de syphilis pour la plupart des auteurs, sont des faits rares; au contraire dans les premiers temps de la vie, les éruptions se montrent fréquemment et réclament une mention spéciale en raison de l'importance de leur diagnostic.

L'érythème, l'ecthyma, le pemphigus sont les formes ordinaires des éruptions, et la rapidité avec laquelle des ulcérations profondes viennent les compliquer mérite d'être signalée.

Quelle est la nature de ces lésions dans les cas où la syphilis congénitale n'en est pas la cause immédiate? L'étude de la marche du mal va nous l'indiquer.

L'érythème siége principalement à l'anus, aux cuisses, aux malléoles, aux aisselles, il est la conséquence du contact des liquides excrémentitiels, du frottement des membres, de pressions intempestives par le maillot. Chez les enfants vigoureux, de simples lotions émollientes, l'emploi de poudres absorbantes, un enveloppement bien fait suffisent pour ramener l'état normal. Mais, si les agents d'irritation continuent leur action, si l'enfant est élevé au biberon, ou débilité par une mauvaise alimentation, l'épiderme se détache, de petites perforations s'établissent, les surfaces enflammées sécrètent un liquide ichoreux, nouvel agent de propagation et bientôt se creuse un ulcère de mauvaise nature.

Le mal a-t-il débuté par des pustules ou des bulles, la peau se détruit plus vite encore, et l'ulcération anfractueuse, reposant sur des surfaces d'un rouge livide, envahit les parties profondes.

Dans ces cas compliqués, les médecins anciens

n'eussent pas manqué d'accuser la syphilis et de formuler un traitement spécifique. Erreur dangereuse, car les préparations mercurielles possèdent une redoutable énergie. Les éléments du diagnostic doivent être analysés et discutés avec précision. Chez l'enfant, méconnaître en effet la syphilis, ou faire subir à une constitution déjà appauvrie un traitement non motivé sont deux voies également périlleuses.

Les enfants chétifs, venus avant terme, nés de parents malades eux-mêmes, ceux qui sont nourris au biberon, ou allaités par une nourrice trop âgée, au lait insuffisant, de mauvaise qualité, sont prédisposés aux affections ulcéreuses.

L'absence de tout soin hygiénique, l'habitation dans des lieux bas et humides, la privation de soleil, de promenade amène très-vite l'étiolement des nouveau-nés, et la cachexie infantile.

Dans les deux cas, on voit les ulcérations à peine établies, se réunir, former de vastes clapiers, décoller les parties voisines, et survenir la gangrène phagédénique.

En même temps, la peau jaunit et se plombe, des aphthes saignants, des ulcères, envahissent la bouche et la langue; des croûtes épaisses couvrent le cuir chevelu.

Ne vous laissez pas tromper par ces symptômes équivoques, interrogez les antécédents des parents, visitez avec soin la nourrice; et si dans ces recherches, vous ne retrouvez pas le passé accusateur, si les seins de la nourrice sont indemnes, si l'enfant n'offre aucune plaque muqueuse et que le mal ait paru après le troisième mois, la médication tonique remplacera les spécifiques et triomphera d'accidents qui semblaient présager une issue fatale.

Ces pseudo-syphilis d'un pronostic toujours grave, ne peuvent être considérées comme dépuratoires, elles n'offrent également rien de commun avec le cortége symptomatique des dartres proprement dites.

Elles reconnaissent pour cause d'une part, l'hérédité, de l'autre, l'oubli de l'hygiène, la misère.

§ V

AFFECTIONS SYMPATHIQUES.

A l'époque de la dentition, les fluxions cutanées attestent les rapports sympathiques existant entre la peau et le système nerveux. Qui n'a observé ces érythèmes connus sous le nom vulgaire de feu volage, feu de dent, phénomènes symptomatiques de l'évolution dentaire ?

De la même époque date la fréquence des affections humides du cuir chevelu. Ces maladies communes dans la deuxième enfance ont été décrites sous les noms d'eczéma, d'impétigo, par les auteurs modernes, de teignes muqueuses, granulées par Alibert. Dans

l'antiquité, nous les retrouvons sous les noms d'a-
chores, impétigines, favi, expressions qu'adoptèrent
les auteurs du moyen âge.

Les éruptions fixées à la tête furent de tout temps
attribuées par la tendresse des mères à une dépuration salutaire et considérées comme un flux favorable qu'il fallait respecter.

Quelle est la part de vérité contenue dans ces traditions conservées fidèlement par l'esprit populaire ?
En consultant les œuvres des maîtres de la science,
nous voyons que l'expérience clinique, dès autrefois
leur avait fait reconaître la nature non dépura-
toire de plusieurs de ces affections et qu'en maintes
circonstances la théorie avait dû plier devant l'évi-
dence des faits.

Lorry, cet observateur si sagace, résumant l'étio-
logie des maladies cutanées de l'enfance, s'exprime
ainsi : Rarement l'enfant nourri par une nourrice
saine, verra sa peau souillée avant la dentition par
des éruptions impures. A cette époque seulement
dit-il, les changements de l'organisme vicient la bile,
s'opposent à la perspiration ; la lymphe et le mucus
sont corrompus par des âcretés qui se déposent à la
peau comme une matière excrémentitielle et l'organisme se dépure. Mais d'autres fois les glandes se
tuméfient, deviennent le réceptacle de ce poison
étranger et tour à tour la peau et les glandes sont

envahies par des poussées alternatives ; *aussi toutes
ces maladies ne sont-elles pas dépuratoires.*

Mais si la perte de la santé, la débilité des fonctions,
les tumeurs glandulaires, et le gonflement des os per-
sistent après les éruptions, c'est une affection que l'on
devra combattre énergiquement.

Alibert, dans son langage pittoresque, compare les
matières croûteuses ou squameuses, dont se purge le
cuir chevelu des enfants aux diverses gommes et aux
sucs dont certains arbres se débarrassent par leurs
écorces, quand ces sucs sont élaborés avec une activité
organique trop considérable; pour cet auteur, ces éruptions sont presque toujours le résultat d'un principe
de vie exubérant, auquel la nature fournit une issue.

« Le vulgaire même est convaincu de cette vérité :
« Aussi voit-on les femmes du peuple regretter sou-
« vent que leurs nourrissons soient dépourvus de
« ces sortes d'exanthèmes et faire des efforts pour
« les faire naître. Les gens de l'art les plus expé-
« rimentés forment le même vœu. Ceci s'applique
« particulièrement aux ulcérations superficielles qui
« constituent la teigne muqueuse que l'on cherche
« journellement à provoquer par des applications
« topiques stimulantes. On ne peut contester les
« heureux effets qui en proviennent.

« Toutes les teignes même, quelque pernicieux
« que soit leur caractère, ont toujours dans leur
« marche un but d'utilité réelle, qui est de détourner

« par la peau des principes qui surabondent dans
« l'économie animale et dont la présence ne pourrait
« que nuire à la plénitude de ses fonctions organi-
« ques ; cela explique pourquoi la rétrocession a été
« si fatale. »

On voit par ces paroles combien Alibert partageait
les croyances de son temps, et combien parfois il
sacrifiait la vérité à l'effet du pittoresque. Par suite
de l'adoption des idées de Willan, la famille des
gourmes et des teignes fut rayée du cadre nosologi-
que, et rangée dans diverses classes sous des noms
différents. La réaction s'opéra trop vive peut-être,
mais, sous son influence, les manifestations locales,
étudiées d'une manière plus rigoureuse, permirent de
distinguer des affections longtemps confondues.

Deux faits principaux sont mis en lumière par
l'examen clinique des affections suppuratives du cuir
chevelu : 1º L'état maladif de la plupart des sujets;
2º les fâcheuses conditions hygiéniques qui ont pré-
cédé l'éruption.

Dans l'interprétation des faits, on doit tenir compte
de ce double élément. Pour qu'un acte morbide soit
jugé dépurateur, il faut qu'avec son apparition coïn-
cide la cessation d'une maladie existante ou du moins
une amélioration notable. — Ces conditions sont loin
de se rencontrer dans les cas que nous observons
tous les jours. La manifestation cutanée paraît le
plus souvent après une affection organique ou fonc-

tionnelle comme symptôme consécutif, et son développement, loin d'annoncer une issue favorable, indique au contraire la persistance de la cause originelle. L'enfant est maladif, la constitution s'affaiblit, le tempérament lymphatique s'exagère tous les jours, la scrofule laisse reconnaître ses premiers signes et bientôt une poussée se montre à la peau. Bientôt après, les glandes se tuméfient, on voit survenir des abcès, les affections catarrhales de la conjonctive et de la pituitaire, la kératite, etc. — Sont-ce là les signes d'une crise salutaire ?

Un balancement s'établit quelquefois dans les premiers temps entre ces diverses manifestations ; les maladies de l'appareil cutané alternent avec les affections des muqueuses, et cette coïncidence en a imposé à quelques observateurs qui ont cru voir dans ces faits les signes d'une dépuration favorable. — Une expérience plus prolongée démontre bien vite le néant de cette hypothèse. Certains exemples de répercussion ont été invoqués pour soutenir cette théorie, mais ces faits prouvent seulement le danger de la disparition d'une sécrétion morbide et n'attestent en rien sa vertu salutaire.

Nous ne croyons donc pas à l'action dépuratrice des affections sécrétantes du cuir chevelu, à part quelques rares exceptions, et nous pensons que toute éruption, survenue chez l'enfant, doit tenir en éveil l'attention du médecin et lui faire examiner avec soin l'état actuel du malade *pour en découvrir a source originelle*.

A l'état normal, les glandes du cuir chevelu sé-crètent un liquide épais, onctueux, couvrant d'un léger vernis la surface de la peau. Son accumulation progressive forme un blanc jaunâtre, connu sous le nom de crasse laiteuse. L'imprévoyance des parents convertit trop souvent ce produit en agent d'irrita-tion. Une exhalation abondante nécessite une élimi-nation proportionnelle, et dans le bas âge comme dans l'âge adulte l'usage des bains et des lotions est nécessaire à l'intégrité des fonctions cutanées. Loin d'employer ces mesures hygiéniques, on charge la tête de bonnets épais, superposés ; la sécrétion s'exa-gère et bientôt la tête se couvre d'un enduit imper-méable... La peau irritée s'enflamme; alors survien-nent les achores, l'eczéma et l'impétigo du jeune enfant. Faites disparaître ces causes d'évolution, et tout rentrera dans l'ordre.

Dans la classe ouvrière de nos grandes villes, d'au-tres conditions fâcheuses viennent aggraver ces effets.

Les enfants couchés dans des réduits étroits, obs-curs, respirent un air vicié ; la mère, pressée par le travail, donne le sein à des intervalles trop éloignés et remplace par une bouillie indigeste le lait, cet aliment naturel que rien ne peut suppléer.

La science, impuissante à lutter contre d'anciennes coutumes, signale en vain le danger d'un sevrage précoce. On aggrave encore le mal par l'usage d'une nourriture insuffisante, d'aliments de digestion difficile qui troublent l'acte de la nutrition. Alors apparais-sent les éruptions signes non équivoques des rapports sympathiques du tube digestif et de l'appareil cutané.

Dans la série de ces enfants chétifs, étiolés, rachitiques, couverts de pustules qui se pressent à nos consultations, interrogez la mère et vous trouverez toujours ces funestes influences.

Placés dans des conditions de bien-être favorables, mais, objets d'une tendresse mal entendue, d'autres enfants sont frappés des mêmes symptômes cutanés. Volontaires et capricieux, imposant leurs lois tyranniques à de faibles parents, ils pervertissent leurs fonctions digestives par l'abus d'aliments excitants et indigestes. L'heure des repas, le choix des aliments n'ont d'autre règle que la fantaisie. Le système nerveux, excité outre mesure par des sensations intempestives, des veilles trop prolongées, etc., concourt à troubler l'harmonie des fonctions. La nutrition se fait mal, les enfants tombent dans la misère physiologique et voient paraître à sa suite la série de maux qu'entraîne la misère du pauvre.

Un fait journalier nous montre l'influence toute puissante des conditions hygiéniques sur les affections cutanées.

Le prurigo des enfants récidive avec une opiniâtreté désespérante.

La durée insuffisante du traitement en est une
des principales causes ; tant qu'il reste une papule,
une sécheresse anormale de la peau, un peu de ru-
dese, rien n'est assuré; mais à l'hôpital, l'amélioration persiste au moins sans qu'une nouvelle poussée vienne aggraver le mal.

Si les enfants sont rendus à leur famille et que le
traitement soit suspendu pendant quelques jours seulement, les accidents reparaissent avec une nouvelle
intensité, et nous avons trop souvent constaté ce fait
chez nos petits malades. Ils rentrent à l'hospice,
sont nettoyés, nourris convenablement, et quelques
jours après l'orage s'est apaisé.

§ VI

MALADIES DIATHÉSIQUES. — SCROFULE.

La scrofule est endémique dans les grandes villes
et les malheureux qu'elle frappe abondent à l'Antiquaille. Lugol, dans ses recherches sur la scrofule,
accuse l'hérédité d'être la cause immédiate de cette
diathèse, et Baudelocque croit surtout à l'influence
spéciale d'un air vicié. Ces deux théories sont trop
exclusives pour être vraies ; l'observation démontre
que la scrofule est innée ou acquise. L'hérédité joue
un grand rôle dans sa production ; car de parents
strumeux ne naîtront jamais des enfants forts et

vigoureux. Des conditions hygiéniques défavorables produiront, à leur tour, la scrofule chez des enfants nés d'ascendants purs de toute diathèse.

« La surface cutanée est une des parties sur les-
« quelles se rencontre le plus souvent des affections
« morbides chez le scrofuleux. » (Lebert, *Traité des mal. scrof.*)

La plupart des diathèses qui exercent leur action sur la peau, et la scrofule en particulier, enva-hissent divers éléments de ce tissu et se manifestent par des lésions simples, comme l'érithème, ou com-pliquées comme le lupus, les tubercules.

Les travaux des médecins modernes ont démontré cette action puissante du vice scrofuleux, entrevue par Lorry, Baumes, etc... MM. Lebert et Milcent ont décrit les premiers l'évolution complète de la scrofule, et leurs recherches importantes ne méri-taient pas l'oubli dans lequel les a laissées M. Bazin, dans son Traité de la scrofule.

Ces affections cutanées révèlent leur nature par l'ensemble de leur aspect, et leur apparition sur des sujets voués à la scrofule ou qui en portent déjà les stigmates.

Le vice strumeux sévit surtout dans le jeune âge ; il se manifeste par des affections à forme suppura-tive (eczéma, impétigo), ulcéreuse, hypertrophique (certains lupus). Nous avons constaté cette diathèse comme cause première des maladies cutanées, dans près de la moitié des cas observés à l'Antiquaille.

Contre ces affections scrofuleuses, les agents pharmaceutiques ne viennent qu'en seconde ligne ; sans contester les bons effets de l'huile de foie de morue, de l'iode et de ses composés, nous croyons qu'on doit chercher dans les moyens hygiéniques les modificateurs les plus puissants.

De ces données étiologiques, nous conclurons, en nous appuyant sur les faits, que toute maladie cutanée doit être combattue énergiquement chez l'enfant, non pas, comme veulent le faire croire quelques partisans des anciennes doctrines, par des répercussifs ou des topiques dangereux, mais en combattant directement la source du mal.

Détruire les affections localisées ou générales qui favorisent ces éruptions, rendre à la peau le libre exercice de ses fonctions, tel est le but que cherchera le médecin.

§ VII

MALADIES DE CAUSE EXTERNE.

Ces affections sont dues à des agents irritants, à la présence de parasites animaux ou végétaux, à l'oubli des soins hygiéniques de propreté.

Ces affections sont fréquentes chez l'enfant; nous n'insisterons pas sur les maladies inflammatoires

simples bien connues, et qu'il est facile de faire disparaître ; nous dirons seulement quelques mots des
affections parasitaires.

§ VIII

MALADIES PARASITAIRES.

Les maladies parasitaires sont la gale due à
l'acarus, et les teignes, résultat de la germination
d'un végétal sur la surface cutanée.

Les agents contagieux, cause des teignes, trouvent
chez l'enfant, un terrain favorable à leur transmission et à leur développement, et acquièrent droit
de séjour sur l'organisme.

A une période plus avancée de la vie, les parasites végétaux perdent une partie de leur puissance
contagieuse; le favus devient rare, le tricophyton
seul multiplie sur les poils de la barbe, et par une
anomalie inexpliquée, respecte ordinairement le
cuir chevelu. Ces végétaux vivent aux dépens du
follicule pileux et de l'épiderme; leur présence est
la cause immédiate des phénomènes morbides; cette
proposition est aujourd'hui incontestée, et tous les
observateurs qui ont suivi le mouvement scienti-
fique des dernières années ont adopté, sur ce sujet,
les idées de Schœnlein, Remak, Bennett, Lebert,
Malstem, Bazin.

Les teignes admises par la science actuelle sont au nombre de trois : le favus, caractérisé par ses godets jaunes soufrés, l'alopécie; l'herpès tonsurant reconnaissable à ses poils brisés en forme de tonsure, et le vitiligo ou pelade, remarquable par ses larges surfaces d'un blanc laiteux.

Semblable au champignon du muguet, qui ne prospère que sur des tissus malades, le microscoporon du vitiligo exige, pour se développer, un terrain modifié par des circonstances spéciales, et nous le regardons plutôt comme un effet que comme une cause déterminante.

Dans les nombreuses observations (30 cas) que nous avons pu recueillir sur cette singulière affection, nous n'avons jamais, malgré les recherches les plus minutieuses, trouvé la preuve de la transmission par contagion. Plusieurs exemples observés chez l'adulte, et survenus à la suite d'émotions morales vives, de chagrins profonds, accusent hautement une influence étrangère à la germination d'un parasite.

Dans les cas où nous avons reconnu la présence du microscoporon existait en même temps une lésion fonctionnelle des follicules sébacés (hypersécrétion de la matière sébacée).

Le favus, bien connu depuis le moyen-âge, sous le rapport des symptômes, était abandonné depuis longtemps aux empiriques; M. Baumès, le premier, institua contre lui un traitement méthodique, dont les succès, continués pendant trente années, attestent l'heureuse efficacité.

. Dans ces affections végétales, deux facteurs sont en présence, le parasite et l'organisme, aussi les différences individuelles s'accusent nettement, et tous ne sont pas égaux devant la contagion et ses conséquences. — L'un, contagionné depuis quelques mois, voit son cuir chevelu envahi par les godets faviques ; l'autre, malade depuis plusieurs années, présente à peine quelques plaques disséminées; un dernier, plus heureux, échappe à toute action délétère. La puissance végétative du parasite n'a pas changé ; mais tombé dans un terrain mal préparé, le germe croît péniblement, s'étiole et meurt.

Dans les nombreux favus que nous avons traités, nous trouvons des sujets à constitutions débiles ou vigoureuses, des tempéraments lymphatiques ou sanguins; mais nous avons toujours vu le favus général s'épanouir exclusivement sur les sujets débilités ou scrofuleux. Des conditions locales favorisent on empêchent la propagation du mal.

La peau et les poils opposeront une résistance plus ou moins grande, suivant leur texture et leur état de densité et de sécheresse.

Le tricophyton ou herpès tonsurant, est une preuve frappante de l'inégalité de puissance contagieuse des parasites; cette affection se transmet avec une déplorable rapidité et règne dans nos hôpitaux, les providences, les maisons de refuge de notre ville.

A peine mentionnée par les auteurs du commencement de ce siècle, étudiée brièvement par Mahon jeune et par M. Cazenave, l'herpès était demeurée une maladie rare ; et pendant plusieurs années, des observateurs placés même dans les hôpitaux spéciaux, ne l'avaient pas rencontré. — Tout-à-coup le mal a grandi rapidement.

Nous ne pouvons invoquer, pour expliquer cette extension, une connaissance plus approfondie du sujet, comme pour certaines maladies récemment décrites.

Dans nos premières années de séjour à l'Antiquaille, l'herpès était peu fréquent, aujourd'hui il remplit nos salles et exigera, pour en être extirpé, des mesures exceptionnelles. — En même temps, le mal a envahi divers établissements, s'est propagé dans les providences, les asiles.

Ces résultats n'existent pas seulement à Lyon, l'herpès a suivi la même marche à Paris, et, dans un ouvrage récent, nous trouvions citée l'histoire d'un pensionnat, dans lequel trente élèves avaient été atteints presque simultanément.

Dans notre province, l'herpès sévit exclusivement à Lyon, aussi, tous les enfants reçus à l'hospice appartiennent à la ville, et nous n'avons pas vu de teigne tondante, ayant pris directement naissance à la campagne.

L'affection est donc confinée dans un territoire limité, mais je crains que son rayon ne s'étende bientôt. Il suffit, on le comprend, de quelques enfants malades, dispersés sur différents points, pour répandre le germe contagieux. — Quelques cas observés récemment à Saint-Etienne, dans les petites villes de nos environs, justifient nos appréhensions.

Si l'herpès tonsurant était une maladie simple, guérissant comme la gale, par un traitement rapide, on pourrait ne pas s'inquiéter ; mais affection de longue durée, rebelle aux traitements variés mis en usage pour la faire disparaître, l'herpès est d'un pronostic des plus fâcheux.

§ IX

DE LA PROPHYLAXIE DES MALADIES PARASITAIRES.

L'étude des conditions d'existence de ces êtres inférieurs, vivant aux dépens de l'organisme, serait œuvre bien futile, si elle n'emportait avec elle un enseignement salutaire.

Les données scientifiques sur la genèse et le mode de développement des parasites nous permettent d'espérer la disparition des teignes, dont le nom seul est pour les populations un objet d'effroi.

Toute maladie contagieuse, venue du dehors, peut voir tarir sa source, et l'honneur de l'humanité exige que les mesures nécessaires pour remplir ce but soient exécutées, lorsque les indications fournies par la science sont claires et positives.

La lèpre décimait les populations dans le moyen âge; 20,000 hôpitaux, répandus dans la chrétienté, servaient de refuge aux malheureux, frappés de ce nouveau fléau de Dieu. La lèpre était-elle contagieuse par le contact? On l'ignore encore. Mais transmissible par la génération, elle menaçait d'envahir la société toute entière. Nos pères se mirent résolument à l'œuvre, ils séquestrèrent les lépreux, leur interdirent, sous les peines les plus sévères, le commerce des autres hommes. Deux siècles après, le fléau était vaincu. Que faudrait-il pour faire disparaître les teignes? De simples mesures administratives. Exclure des écoles, des catéchismes, les enfants atteints de maladies contagieuses, prescrire une inspection médicale régulière dans les pensionnats, les asiles, les lieux où sont réunis des enfants en grand nombre; au moindre symptôme suspect, mander le médecin et envoyer dans les hôpitaux tous les malades indigents.

Quelques mesures sont bien adoptées dans plusieurs communes; à Lyon, la surveillance des écoles s'exerce d'une manière active; on renvoie les enfants atteints de maladies réputées contagieuses; et leur admission n'est de nouveau prononcée que sur la présentation d'un certificat de guérison.

Dans les hôpitaux, les mesures de prophylaxie devraient être rigoureuses; rien n'est malheureusement plus fréquent que le développement de maladies contagieuses sur des malades entrés pour des affections simples; pour prévenir cet accident, la séparation devrait être complète entre les divisions de teigneux et celles de dartreux et scrofuleux.

Le choix de la méthode de traitement n'est pas non plus indifférent; si la contagion par le parasite du favus, est si rare à l'Antiquaille que nous l'avons à peine observé trois ou quatre fois en six ans, cela tient à ce que nous employons l'emplâtre agglutinatif de M. Baumès. Sous cette enveloppe, les spores ne peuvent s'échapper, et le malade n'est plus un foyer de contagion. Epiler d'abord à la pince les malades entrants, appliquer les bandelettes ensuite jusqu'à parfaite guérison, sauf quelques épilations partielles, dans les cas de récidives peu étendues, tel est le traitement qui nous parait le plus rationnel et qui nous a donné les meilleurs résultats.

Les mesures à employer doivent varier suivant la nature des affections parasitaires et leur degré de fréquence. Le favus, affection grave qui amène l'alopécie dans tous les cas où il est abandonné à lui-même, se rencontre plus fréquemment dans les campagnes. Trop souvent le favus, laissé sans traitement, continue sa marche envahissante, et se propage facilement, car il conserve pendant de longues années son pouvoir contagieux. L'ignorance et l'incurie des populations perpétuent le mal. Combien de communes, où l'on ignore complétement, non pas la gravité de la teigne, mais les moyens à employer, les hôpitaux qui reçoivent cette classe de maladies, les formalités à accomplir.

Les médecins eux-mêmes, découragés par la durée du traitement, par l'impuissance des diverses médications préconisées contre cette affection, hésitent à se charger de la direction du traitement.

M. Bazin a vulgarisé l'emploi de l'épilation par la pince; mais l'emploi de ce moyen est impossible à la campagne. A la ville, sur des enfants appartenant à des familles intelligentes, désireuses d'amener à bien le traitement, nous avons été plus d'une fois obligé de renoncer à l'épilation ainsi faite. Que sera-ce à la campagne, à qui confier l'épilation ? Et il ne faut pas oublier qu'une épilation mal faite ne rapporte que douleurs, sans profit pour le patient.

Aussi, loin des villes, l'épilation doit être obtenue par l'emplâtre agglutinatif de M. Baumès; appliquer une pommade deux fois par semaine, lotionner avec un liquide oléagineux le cuir chevelu, sont des moyens accessibles à tous. Le médecin surveille de temps à autre le résultat du traitement; la contagion est évitée à peu près sûrement.

Nous devons le rappeler, en dehors de l'épilation, pas de guérison pour la teigne. Cette vérité fondamentale a été démontrée il y a déjà bien longtemps par M. Baumès, dans ses recherches sur le traitement du favus. Nous devions citer ces travaux de notre savant prédécesseur; car aucune méthode thérapeutique ne peut aussi bien remplir les indications, et il n'est peut-être pas inutile de rappeler ces faits déjà anciens à ceux qui enseignent que la teigne, avant eux, était incurable, et qui croiraient volontiers avoir inventé symptômes, causes et traitement.

Le vitiligo ou pelade n'exige que des soins de prophylaxie personnelle,

L'herpès sera recherchée avec soin et motivera l'exclusion des écoles, peu d'affections possédant un pouvoir contagieux aussi rapide.

Appliqués d'une manière isolée, ces moyens sont insuffisants et purement palliatifs.

Pour être efficace, la mesure devrait être générale et s'exercer sur tous les points du territoire. Les départements ou les communes prendraient à leur charge les frais du traitement des pauvres, et l'entrée des hôpitaux spéciaux serait ouverte à tous.

Ces hôpitaux sont malheureusement en petit nombre et le plus souvent, le traitement de la teigne, abandonné à des mains empiriques, inspire aux malades une crainte justifiée.

Il serait digne de l'Administration hospitalière de Lyon, dont la charité intelligente réalise toute réforme utile, de concourir à cette œuvre de progrès, en priant l'autorité supérieure de faciliter l'entrée de l'Antiquaille aux malades atteints de maladies contagieuses.

Notre hospice, asile départemental, est réservé aux habitants du Rhône, mais il admet aussi des étrangers, à condition d'y payer une subvention modique à la vérité, mais toujours trop élevée pour le pauvre. Les communes, il est vrai, acquittent bien la taxe pour leurs indigents, mais que de formalités à remplir ! Demandes aux autorités locales, renvois aux bureaux des Préfets, enquête administrative; tout cela, pour aboutir quelques fois à un refus ou à un ajournement indéfini.

Ne pourrait-on simplifier ces préliminaires pénibles ? L'autorité supérieure, en présence d'une lacune aussi grave à combler, d'un état de choses aussi fâcheux pour l'hygiène publique, trouvera, nous n'en doutons pas, une combinaison de nature à concilier tous les intérêts.

Ce vœu nous l'avons exprimé, parce que nous connaissons la haute bienveillance avec laquelle vous accueillez les propositions qui ont pour but l'amélioration des malades.

Messieurs,

Pour m'acquitter de cette tâche difficile du majorat, pour rester fidèle aux nobles exemples de mes prédécesseurs, je place mon espoir en ce bienveillant appui, dont vous m'avez donné tant de preuves, je compte sur la science éclairée de mon collègue M. le docteur Dron, j'ai confiance en l'ancienne amitié qui nous unit.

Fort de ce double concours et du zèle avec lequel MM. les Internes remplissent toujours leur utile mission, j'ai la conviction que mes efforts ne resteront pas stériles, car pour soulager la souffrance, nous marcherons tous unis, et tous secondés par le dévouement de ce corps hospitalier, qui perpétue dans nos hospices de nobles et pieuses traditions.

Lyon. — Imp. d'A. Vingtrinier.

112

www.ingramcontent.com/pod-product-compliance
Ingram Content Group UK Ltd.
Pitfield, Milton Keynes, MK11 3LW, UK
UKHW020051100726
13658UKWH00004B/1677